NOTE

SUR DEUX LAPAROTOMIES

Par le Docteur MAURICE FOURRIER

(de Compiègne)

MEMBRE DE LA SOCIÉTÉ MÉDICO-CHIRURGICALE

ET MEMBRE CORRESPONDANT DE LA SOCIÉTÉ DE THÉRAPEUTIQUE

Communication à la Société médico-chirurgicale

Séance du 23 Mars 1896.

COMPIÈGNE

IMPRIMERIE A. MENNECIER

17, Rue Pierre-Sauvage, 17.

1896

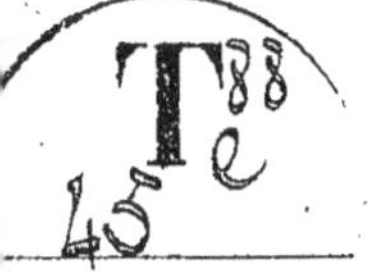

NOTE
SUR DEUX LAPAROTOMIES

PAR LE DOCTEUR MAURICE FOURRIER

(de Compiègne)

MEMBRE DE LA SOCIÉTÉ MÉDICO-CHIRURGICALE

ET MEMBRE CORRESPONDANT DE LA SOCIÉTÉ DE THÉRAPEUTIQUE

Communication à la Société médico-chirurgicale

Séance du 23 Mars 1896.

COMPIÈGNE

IMPRIMERIE A. MENNECIER

17, Rue Pierre-Sauvage, 17.

1896

NOTE SUR DEUX LAPAROTOMIES

OBSERVATION I

Eventration consécutive à la rupture spontanée de la cicatrice d'un ancien foyer de suppuration de la fosse iliaque droite. — Laparotomie. — Guérison.

Le 15 juin 1893, j'étais appelé en toute hâte, à la fin de la journée, auprès d'une femme de 75 ans, habitant une hutte de bûcheron, sur les confins de la forêt, à quelques lieues de Compiègne.

Je trouvai cette femme couchée dans le décubitus latéral droit, en chien de fusil, sur un grabas garni de draps très sales.

Dans la concavité de l'arc de cercle formé par son corps reposait la presque totalité de son intestin grêle ; les anses intestinales assez fortement distendues, présentaient sur leur surface, couleur lie de vin, de nombreuses plaques grisâtres formées par de fausses membranes de péritonite. En examinant de plus près, je constatai facilement que cet énorme paquet était sorti de la cavité abdominale par un orifice circulaire dont la grandeur ne dépassait pas celle d'une pièce de cinq francs en argent et situé dans la région iliaque à sept centimètres au-dessus de l'arcade crurale.

Un interrogatoire sommaire m'apprit que plusieurs années auparavant, la malade avait eu une inflammation suppurative du flanc droit, qui avait laissé sur la peau de la région droite du bas-ventre une cicatrice de quelques centimètres, arrondie et rouge, que l'on n'avait jamais soutenue par un bandage quelconque. Ce point cicatriciel était précisément celui par lequel l'intestin avait fait irruption au dehors. Sa rupture avait été spontanée. La veille, la femme X*** s'était couchée à huit heures du soir sans éprouver aucune douleur. Dans la nuit elle avait senti, — sans en être incommodée, et sans d'ailleurs s'en préoccuper autrement ! ! — « quelque chose de chaud *(sic)*, qui lui coulait sur le ventre », et le lendemain matin seulement, on avait constaté l'accident qui lui était survenu.

Quand j'arrivai, les intestins étaient donc sortis depuis près de vingt-quatre heures, et aucune précaution n'avait été prise pour les garantir du contact de l'air et des souillures d'un lit, je l'ai dit, fort sale.

Plusieurs vomissements alimentaires et muqueux avaient eu lieu. T° 36°8. Pouls régulier, bien frappé à 90.

La malade, très tranquille, avec l'indifférence propre à la plupart des vieux travailleurs de nos campagnes, répond d'une voix nette à nos questions, et ne paraît pas le moins du monde, préoccupée de l'état vraiment extraordinaire dans lequel elle se trouve.

Séance tenante, après chloroformisation, je pratiquai sur le flanc droit une incision verticale de douze centimètres, correspondant par son milieu à l'orifice cicatriciel, et je me mis en demeure de rentrer l'intestin en le lavant au fur et à mesure de sa réintégration avec une solution tiède de liqueur de Van-Swieten. Sans aides, l'intestin étant assez fortement distendu, ce ne fut pas chose facile. Après plus d'une demi-heure d'un labeur pénible, je parvins à y réussir, et j'établis une forte suture de la paroi.

Contre toute prévision, les suites furent des plus simples : la malade guérit rapidement sans avoir présenté d'élévation de température, ni de signes de péritonite.

Si j'ai rapporté ce fait avec quelques détails, c'est :

1° A cause de la curiosité de son étiologie.

2° Comme exemple — pour ainsi dire invraisemblable, — de la tolérance que peut, dans certains cas, présenter le péritoine.

OBSERVATION II

Occlusion intestinale par étranglement d'une anse de l'intestin grêle dans l'Hiatus de Winslow. — Laparatomie. — Guérison.

M. L***, 55 ans, grand et fort, d'une très bonne santé habituelle, n'a jamais eu de maladie digne d'être notée.

Pas de constipation.

Depuis quelque temps, surmené par un travail excessif dans une sucrerie, il a fait un usage immodéré de boissons alcooliques, mais sans en avoir encore ressenti de fâcheux effets du côté de l'intestin ou d'ailleurs.

Le 16 janvier dernier, excès alcooliques et refroidissement.

Dans la nuit, il est pris de coliques, et d'une douleur vive dans la région droite de l'abdomen avec nausées et vomissements alimentaires et bilieux.

Le 21 janvier, mon excellent confrère, le docteur Chocus, d'Attichy, qui soigne le malade, me fait l'honneur de me prier de venir le voir avec lui.

La douleur, primitivement localisée à droite, s'est vite étendue à tout le ventre, mais elle garde encore son maximum à droite. Les vomissements fréquents sont nettement fécaloïdes ; la constipation est complète, et l'émission des gaz par l'anus fait absolument défaut.

Le ventre, moyennement ballonné, est douloureux à la pression, surtout à droite et en haut.

Hernie inguinale double, mais facilement réductible.

Le facies n'est pas trop altéré, la prostration pas trop considérable.

T° 36.5. Pouls régulier, bien frappé à 80.

Bref, état général plutôt satisfaisant.

Le diagnostic d'occlusion intestinale aiguë s'imposait.

Le point de départ très net de la douleur, son maximum en haut et à droite, semblait indiquer que l'obstacle siégeait dans cette région de l'abdomen.

Quant à sa nature, il me semblait impossible d'en préjuger.

L'absence d'un matériel nécessaire ne nous permettant pas d'essayer l'électricité suivant la méthode de Boudet de Pâris et Larat, il fallait, sans tarder, intervenir chirurgicalement.

La force du sujet et le maintien de son état général à un niveau relativement très bon, me firent opter pour la laparotomie, et je la pratiquai avec l'aide de M. le docteur Chocus, ce jour même, le cinquième depuis le début des accidents.

Me guidant sur le siège de la douleur, je fis mon incision de la paroi abdominale dans le flanc droit. Les anses intestinales très distendues firent immédiatement irruption par la plaie.

Les orifices herniaires étaient libres, le cœcum était vide. Après plus d'une demi-heure de recherches, je fus assez heureux pour sentir une anse de l'intestin grêle profondément engagée dans une ouverture que sa situation sous l'épiplore gastro-hépatique, me fit reconnaître pour l'Hiatus de Winslow. La réduction de l'anse herniaire fut facile, celle des anses sorties par la plaie beaucoup plus difficile.

Le lendemain de cette intervention, L*** eut plusieurs évacuations alvines abondantes. La guérison fut parfaite.

J'insiste sur deux points :

1º Sur la cause de l'étranglement extrêmement rare : M. Jalaguier, dans son article du *Traité de Chirurgie*, de MM. Duplay et Reclus, ne cite que trois cas d'étranglement aigu par l'Hiatus de Winslow.

2º Sur le peu de ressources dont je disposais pour cette opération que le hasard, et les nécessités de la pratique, me forcèrent d'entreprendre dans une habitation d'ouvrier petite et mal installée, loin des ressources d'un centre un peu important.

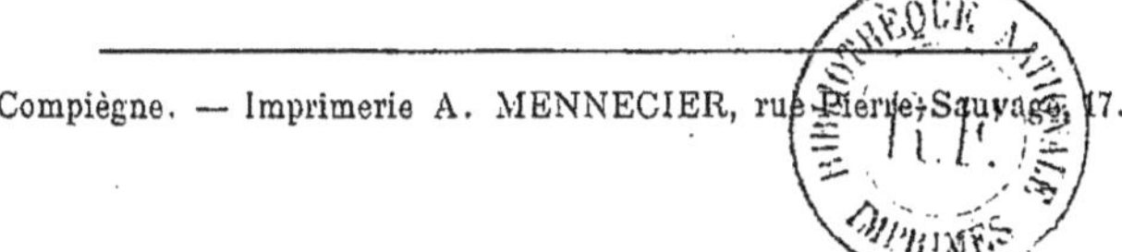

Compiègne. — Imprimerie A. MENNECIER, rue Pierre-Sauvage, 17.

www.ingramcontent.com/pod-product-compliance
Lightning Source LLC
LaVergne TN
LVHW010252030726
842520LV00007B/2894